HOMIAN EMMANUEL TAHI
Eboi EHUI

AVALIAÇÃO RÁPIDA DA UTILIZAÇÃO DO PRESERVATIVO (ERUP. 2021)

HOMIAN EMMANUEL TAHI
Eboi EHUI

AVALIAÇÃO RÁPIDA DA UTILIZAÇÃO DO PRESERVATIVO (ERUP. 2021)

AVALIAÇÃO DA DISPONIBILIDADE, ACESSIBILIDADE E UTILIZAÇÃO DE PRESERVATIVOS

ScienciaScripts

Imprint
Any brand names and product names mentioned in this book are subject to trademark, brand or patent protection and are trademarks or registered trademarks of their respective holders. The use of brand names, product names, common names, trade names, product descriptions etc. even without a particular marking in this work is in no way to be construed to mean that such names may be regarded as unrestricted in respect of trademark and brand protection legislation and could thus be used by anyone.

Cover image: www.ingimage.com

This book is a translation from the original published under ISBN 978-620-6-71639-6.

Publisher:
Sciencia Scripts
is a trademark of
Dodo Books Indian Ocean Ltd. and OmniScriptum S.R.L publishing group

120 High Road, East Finchley, London, N2 9ED, United Kingdom
Str. Armeneasca 28/1, office 1, Chisinau MD-2012, Republic of Moldova, Europe
Printed at: see last page
ISBN: 978-620-7-90733-5

ÍNDICE DE CONTEÚDOS

OBRIGADO

O Programa Nacional de Luta contra a Sida (PNLS) gostaria de agradecer a todas as organizações membros do Grupo Técnico de Trabalho sobre o Preservativo (GTTCCP) por terem facilitado esta avaliação.

Agradece também a todas as Direcções Regionais e Departamentais de Saúde, Higiene Pública e Cobertura Universal de Saúde, abrangidas pela avaliação, pela qualidade do acolhimento dado às equipas de recolha de dados e pela sua facilitação muito qualitativa.

*Um agradecimento especial ao Professor **EHUI Eboi,** Diretor do Programa Nacional de Controlo da SIDA e a todo o pessoal do NACP pelo seu inestimável apoio para que este estudo fosse um sucesso.*

Os nossos sinceros agradecimentos vão para os líderes comunitários das populações-chave e para os vários gestores das Organizações Não Governamentais (ONG) que implementam actividades de prevenção e cuidados do VIH para as populações-chave.

Sem esquecer também os diferentes responsáveis pelos pontos críticos das localidades abrangidas pelo balanço da mobilização.

A todos vós, muito obrigado pelos vossos inestimáveis contributos, que tornaram possível recolher com êxito os dados para esta avaliação.

INVESTIGADORES E AFILIAÇÕES INSTITUCIONAIS

Ministério da Saúde, da Higiene Pública e da Cobertura Universal da Saúde, Costa do Marfim

- ***Programa Nacional de Controlo da SIDA (PNLS)***

O PNLS está a encomendar este estudo.

- ***Pr EHUI Eboi**, Diretor-Coordenador do PNLS, Investigador Principal, Tel: +225 77 19 27 05 / 05 06 28 66 ; Email: docehui@yahoo.fr eehui2@hotmail.com*

- ***Sra. N'DA Viviane,** Chefe de Investigação do PNLS, Co-investigadora, Tel: +225 07 99 08 93, Email: vivinda@yahoo.fr*

***Dr. TAHI Homian Emmanuel**, Médico, Assistente Técnico, Gestão de CTI no PNLS, Co-investigador, telefone: +225.05 84 53 35 52 ; Correio eletrónico: tahi.emmanuel@pnls-ci.com*

- ***Sr. KONE Foungnigué,** Assistente de Avaliação e Investigação, Departamento de Investigação, PNLS, Co-Investigador, Tel: +225 07 98 90 22 / 84 53 15 03; Correio eletrónico: konefoungniguesimon@gmail.com*

- ***Fundo Mundial***

O Fundo Mundial de Luta contra a Tuberculose, a Malária e o VIH/SIDA é o patrocinador deste estudo.

AVALIAÇÃO DA EQUIPA DE IMPLEMENTAÇÃO

Coordenador do estudo

- ***Dr. TAHI Homian Emmanuel,*** *Médico, Assistente Técnico, Cuidados de IST no PNLS, telefone: +225.05 84 53 35 52; E-mail: tahi.emmanuel@pnls-ci.com .*

Conceção do conjunto de estatísticos e dos instrumentos de recolha de dados

- ***Sr. DIAKITE Ali;*** *Assistente de Monitorização e Avaliação, PNLS, Email: diakite.ali@pnls-ci.com, Tel: 05 46 73 52 77*

- ***Sr. KONE Foungnigué,*** *Assistente de Avaliação e Investigação, Departamento de Investigação, PNLS, Email: kone.fougnigue@pnls-ci.com , Tel: +225 07 98 90 22 / 84 53 15 03*

-

Pessoal de recolha de dados

N°	NOME COMPLETO	FUNÇÃO	ESTRUTURA
1	Sra. ADON ALEXANDRINA	Parteira	PNLS
2	Dr. TAHI H. EMMANUEL	Médico	PNLS
3	CHERIF AWA	Gestor do programa	ROCPCI
4	Dr. KOFFI ASSIE LEON	Farmacêutico	PNLS
5	O SENHOR OUATTARA OUMAR	Controlo e avaliação	AIMAS
6	Dr. AHOUA P. Adingra	Consultor de prevenção	PNLS
7	Sr. ASSOUMOU Noel	Acompanhamento do avaliador	PNLS
8	Dr. LADE Jacquelin Gémie	Gestor do programa	AIBEF
9	BEUGRE Claudy Yvonne	Parteira	SOCIEDADE CIVIL

DEFINIÇÃO DE ALGUNS CONCEITOS

Requisitos: Número de produtos e serviços necessários para cobrir um determinado mercado.

Necessidades não satisfeitas: A procura de produtos e serviços excede a oferta / o conjunto de expectativas de uma pessoa ou instituição não é tido em conta

Preço unitário: valor monetário da unidade de um produto

Distribuição: Todas as actividades envolvidas na gestão das encomendas dos clientes e na disponibilização dos produtos aos clientes. Estas operações incluem o armazenamento dos produtos em condições adequadas, a sua gestão de acordo com regras claramente definidas, o registo e o tratamento das encomendas dos clientes, a expedição dos produtos, o seu transporte e a sua entrega aos clientes.

Canal de distribuição: Abrange todos os canais de distribuição de um produto. O objetivo é destacar o caminho percorrido por um produto desde o produtor até ao consumidor, incluindo todos os potenciais intermediários (ou, inversamente, a ausência de intermediários). Não é raro distinguir entre canais de distribuição curtos e longos. Os canais de distribuição curtos centram-se numa relação direta entre o produtor e o consumidor (limitando o número de intermediários e favorecendo os canais de distribuição locais). Os canais de distribuição longos envolvem intermediários (grossistas, comerciantes, distribuidores, etc.) na comercialização deum produto entre um produtor e um consumidor.

Dispensa: O processo de entrega ao cliente dos produtos farmacêuticos prescritos. Deve assegurar e promover a utilização efectiva e racional dos produtos.

Aprovisionamento: Todas as operações relacionadas com a previsão de quantidades e custos, o planeamento das entregas e a aquisição de produtos farmacêuticos.

Quota de mercado: A quota de mercado de um produto, serviço ou empresa num determinado mercado é a percentagem das suas vendas nesse mercado em comparação com as vendas totais desse produto por todas as empresas. É utilizada para situar ou comparar empresas no mercado, para determinar a sua posição e a dos seus produtos e serviços em relação às empresas concorrentes.

Abordagem de Mercado Total (TMA): Um processo através do qual os fornecedores e financiadores de todos os sectores (público, marketing social e privado) constroem um quadro estratégico comum para melhorar a **equidade**, **a eficiência** e a **sustentabilidade do** sistema de saúde, a fim de maximizar a utilização de preservativos e géis lubrificantes. A AMT utiliza o quadro concetual e as ferramentas do sistema de mercado total para (i) compreender as causas subjacentes aos problemas persistentes na utilização de preservativos e géis lubrificantes; (ii) identificar intervenções em todo o sistema para mitigar os desafios; e (iii) lançar iniciativas que promovam uma mudança sustentável.

Disponibilidade: Todas as actividades destinadas a tornar um produto ou serviço disponível para os vários grupos da população, independentemente da área geográfica.

Acessibilidade: Todas as actividades destinadas a facilitar às pessoas a aquisição de um produto ou serviço, independentemente da sua localização geográfica.

Equidade: Um conceito (de acordo com a OMS) que é definido como "a ausência de diferenças injustas e evitáveis ou corrigíveis na saúde entre populações ou grupos definidos social, económica, demográfica ou geograficamente". A equidade na saúde é um princípio ético assente nas noções básicas de justiça distributiva. Este conceito está estreitamente ligado ao princípio dos direitos humanos e da igualdade de oportunidades para que todas as pessoas gozem de boa saúde.

Cobertura dos requisitos: O rácio entre os dados de produção e os objectos (objectivos)

Relações sexuais de risco: Todas as relações sexuais com um parceiro não coabitante, parceiro não conjugal, parceiro ocasional, namorado, cliente.

RESUMO

O muito ambicioso PEN 2021-2025 visa atingir uma taxa de 90% de utilização sistemática do preservativo durante as relações sexuais de alto risco entre as pessoas sexualmente activas, em comparação com 44,6% em 2018 (CIPHIA 2018).

Para o efeito, o Ministério da Saúde, da Higiene Pública e da Cobertura Universal da Saúde, através do PNLS, criou um sistema de vigilância no âmbito da abordagem do mercado total em cidades sentinela, onde efectuou uma avaliação rápida da disponibilidade, acessibilidade e utilização de preservativos. O objetivo é avaliar a cadeia de distribuição e a utilização dos preservativos e dos géis lubrificantes.

Metodologia: Trata-se de uma análise quantitativa descritiva baseada numa entrevista através de um questionário digital enviado aos intervenientes (grossistas, semi-grossistas e pontos de venda nas imediações dos hot spots) e aos utilizadores presentes nos hot spots.

Resultados: Foram obtidos **os** seguintes dados indicadores:

Disponibilidade**: Em** 2021, as quantidades de preservativos distribuídos pelos diferentes sectores do mercado total serão de 5.294.200 (26%) gratuitos, 14.341 470 (71%) para o marketing social e 581.815 (3%) para o sector privado. Apenas 07 das 30 cidades avaliadas têm uma cobertura das necessidades ≥ 100%. São as localidades de Bondoukou (269%), Adzopé (161%), Abengourou (145%), Soubré (127%), Guiglo, etc. (124%), Daloa (101%) e Séguéla (100%).mAcessibilidade**:** 148 POS para 158 hotspots visitados (rácio= 0,9). Dos 148 pontos de venda visitados, 91% estavam abertos 7 dias por semana, 64% permaneciam abertos depois da meia-noite, 91% utilizavam a opção "pagamento em dinheiro" como método de abastecimento e 84% dispunham de um abastecimento permanente de preservativos. As lojas, que representam 60% dos pontos de venda (97% estão abertas 7 dias por semana, 56% permanecem abertas depois da meia-noite e 90% têm disponibilidade permanente) e os aventais, que representam 19% dos pontos de venda (86% estão abertos 7 dias por semana, 79% permanecem abertos depois da meia-noite e 79% têm disponibilidade permanente).

Utilização: Todos os participantes (1707) eram sexualmente activos e a idade média da primeira relação sexual era de 18 anos para a população em geral e de 17 anos para as populações-chave, com taxas de utilização do preservativo de 29% e 31%, respetivamente. A taxa de utilização do preservativo na primeira relação sexual antes dos 15 anos (média de 13 anos) é mais baixa (21%) e ainda mais baixa entre os rapazes (16%).

Na última relação sexual, a taxa de utilização do preservativo foi de 49% (homens: 53%). mulheres: 42%) para a população em geral. Para as populações-chave, esta taxa foi de 92% para os TS, 83% para os UD e TG e 75% para os HSH. As parcerias multi-sexo são observadas em 65% dos homens e 50% das mulheres.

I. ANTECEDENTES

A Costa do Marfim, um dos países mais afectados pela infeção pelo VIH na África Ocidental, com uma taxa de prevalência de 2,1% (SPECTRUM 2021), comprometeu-se com a iniciativa mundial de eliminação da SIDA até 2030 através do seu plano estratégico nacional (PEN 2021-2025) de luta contra as IST, o VIH e a SIDA [1].
Vários modelos da ONUSIDA indicam que esta iniciativa só pode ser alcançada através da implementação de intervenções de prevenção combinada, das quais os preservativos são uma componente fundamental [2].

O PEN, muito ambicioso, pretende que a taxa de utilização sistemática do preservativo durante as relações sexuais de risco entre as pessoas sexualmente activas seja de 90% até 2025 [1], contra 44,6% em 2018 (CIPHIA 2018).Para responder às necessidades de preservativos das pessoas, o mercado total é composto por três segmentos: em primeiro lugar, o segmento gratuito, liderado pelo Programa Nacional de Controlo da SIDA (PNLS); em segundo lugar, o segmento de marketing social, liderado pela AIMAS (Agence Ivoirienne de Marketing Social); e, em terceiro lugar, o segmento comercial, que reúne a maioria dos intervenientes [3]. A realização do objetivo do PEN 2021-2025 exige a implementação de intervenções programáticas que, em primeiro lugar, garantam uma melhor disponibilidade de preservativos, em segundo lugar, melhorem a sua acessibilidade às populações prioritárias e, em terceiro lugar, incentivem a sua utilização durante as relações sexuais de risco.Para tal, o Ministério da Saúde, Higiene Pública e Cobertura Universal de Saúde, através do PNLS, está a criar um sistema de monitorização da disponibilidade, acessibilidade e utilização de preservativos no âmbito da abordagem de mercado total em cidades sentinela seleccionadas. É neste contexto que o PNLS organizou uma avaliação rápida da utilização de preservativos, graças ao apoio financeiro do Fundo Mundial no âmbito do NFM3, através das suas missões de 2021 para supervisionar as partes interessadas e realizar auditorias semestrais dos dados dos locais de vigilância sentinela.

II.OBJECTIVOS

II.1. Objetivo geral

Avaliar a cadeia de distribuição e a utilização de preservativos e géis lubrificantes.

II.2. Objectivos específicos

- Avaliar a disponibilidade de preservativos e géis lubrificantes nas cidades sentinela;
- Avaliar o acesso a preservativos e géis lubrificantes para as populações prioritárias;
- Avaliar a utilização de preservativos e géis lubrificantes;
- Formular recomendações para colmatar as lacunas identificadas.

III. METODOLOGIA DE AVALIAÇÃO

Esta avaliação rápida baseia-se numa análise quantitativa descritiva por entrevista, utilizando um questionário digital, e na recolha de dados de distribuição utilizando ferramentas de gestão das farmácias distritais.

1. Localização

1.1. Critérios de seleção

A metodologia adoptada é a de escolhas fundamentadas com base nos dados de incidência de IST de 2020 e nos dados de utilização de preservativos do CIPHIA de 2017-2018.

As cidades seleccionadas apresentavam uma incidência de IST mais elevada do que a nacional (23,3%) e uma taxa de utilização de preservativos inferior à nacional (44,6%).

1.2. Cidades seleccionadas

As 36 cidades identificadas/seleccionadas como cidades sentinela são BEOUMI, BOUAKE, BUYO, DALOA, DIVO, GUIGLO, KANI, KATIOLA, KORO, KOUNAHIRI, MANKONO, OUANINOU, SAKASSOU, SAN-PEDRO, SEGUELA, TABOU, TOUBA, YAMOUSSOUKRO, BONDOUKOU, AGBOVILLE, BANGOLO, OUANGOLODOUGOU, BOUAFLE, DUEKOUE, GAGNOA, ISSA, DAOUKRO, ABENGOUROU, AGNIBILEKRO, OUME, ODIENNE, ADZOPE, KORHOGO, SOUBRE, DANANE E MAN.

2. População-alvo

Por tipo de rubrica, trata-se de :

- Disponibilidade de factores de produção :
  - grossistas e semi-grossistas do sector da comercialização social e privada;

- farmácias dos distritos sanitários gratuitamente;

- Acessibilidade dos preservativos: retalhistas nas imediações dos pontos quentes;
- Uso de preservativo: pessoas presentes nos hot spots no momento da recolha.

população	Critérios de inclusão	Critérios de não-inclusão
Grossistas e Semi-grossistas	Estar localizado em cidades-sentinela Comércio por grosso e semi-por grosso de preservativos e géis lubrificantes Pertencem ao sector público, ao sector do marketing social ou ao sector sector privado	-Venda a retalho de preservativos e géis lubrificantes
Retalhistas	Comércio a retalho de preservativos e géis lubrificantes Estar localizado na proximidade de quente	- Ser um distribuidor grossista de preservativos e géis lubrificantes, e semi-grossista
Utilização de preservativos	Ser homem ou mulher, com idade igual ou superior a 15 anos Ser sexualmente ativo Estar presente no ponto de acesso identificado no momento da recolha	Ser homem ou mulher e ter menos de 15 anos de idade Não consentir em participar no inquérito Não ter sido já objeto de inquérito

3. Amostragem

No que diz respeito à disponibilidade, o estudo teve em conta todos os grossistas e semi-grossistas de cada localidade. No que se refere à acessibilidade, apenas foram tidos em conta os retalhistas situados na proximidade dos hot-spots. Foi entrevistado um mínimo de 10 pessoas por cada hot spot identificado.

4. Ferramenta de recolha

Para a recolha de dados, foi desenvolvido em francês um questionário único digitalizado para entrevistas individuais normalizadas. O questionário tem três interfaces relativas aos subgrupos da população em estudo: uma para grossistas e semi-grossistas relativa à disponibilidade, uma para retalhistas relativa à acessibilidade e uma para os utilizadores de preservativos relativa à utilização de preservativos durante relações sexuais de risco.

5. Processo de recolha de dados

Antes da recolha de dados, foram enviadas cartas de informação e os Termos de Referência (TdR) para esta avaliação rápida aos Directores Regionais e Departamentais de Saúde das cidades em causa. Nove (09) avaliadores do CCP-TWG receberam formação sobre os procedimentos e instrumentos de recolha de dados. Foram destacadas três equipas de três avaliadores para a recolha de dados.

A recolha de dados teve lugar de 5 a 18 de agosto e de 5 a 20 de dezembro de 2021, com o apoio de pessoas-recurso fornecidas pela AIMAS (para a recolha de dados com grossistas e semi-grossistas) e por organizações de base comunitária (OBC) que trabalham com populações-chave (para a recolha de dados em pontos quentes).

O sector privado não conseguiu disponibilizar pessoas-recurso para proceder à recolha junto de outros grossistas e semi-grossistas não fornecidos pela AIMAS.

Todos os entrevistados sobre o uso de preservativos receberam preservativos de acordo com as actuais directrizes de distribuição[1] . Todos os locais visitados foram geolocalizados.

6. Considerações éticas

As regras de verificação da coerência dos dados recolhidos foram definidas no questionário ODK para que as equipas corrijam o maior número possível de erros antes da transmissão ao servidor.

7. Controlo da qualidade dos dados

O processo de garantia da qualidade dos dados inclui a verificação da coerência interna do questionário: análise dos erros de resposta, informações em falta, verificação dos limites, verificações lógicas, etc. Foram estabelecidas regras de verificação da coerência dos dados recolhidos no questionário digitalizado, de modo a que as equipas possam corrigir in situ quaisquer dados aberrantes/inconsistentes antes de os transmitirem ao servidor.

8. Entrada de dados, reconciliação, validação

Todas as variáveis foram identificadas com códigos de valor. As respostas qualitativas às perguntas abertas foram codificadas, assim como as respostas do tipo
"Outros: especificar". Os dados foram introduzidos utilizando o software de dados EPI.

9. Confidencialidade dos dados

Todos os dados recolhidos são introduzidos numa base de dados protegida, acessível apenas pelo PNLS. Apenas são publicados os dados agregados. Nenhuma estrutura/organização/pessoa pode ser identificada a partir dos dados. Os ficheiros de extração que contêm dados individuais por estrutura/organização são guardados num local fechado.

10. Análise de dados

Os dados introduzidos utilizando os dados do IPE foram exportados para o software STATA adequado para análise descritiva. Esta análise destacou dados retrospetivos de distribuição de preservativos e gel lubrificante para o período de janeiro a junho de 2021.

IV. ANÁLISE DOS RESULTADOS

1. Resultados gerais

Durante a recolha de dados, foram visitadas todas as 30 das 36 cidades incluídas na amostra. Estas visitas foram utilizadas para avaliar a disponibilidade e acessibilidade de preservativos e géis lubrificantes, bem como a utilização de preservativos entre as pessoas que frequentam os hot spots (ver quadro 1).

Quadro 1: Número total de instalações visitadas e de participantes entrevistados

Disponibilidade	Acessibilidade		Utilização
	Pontos quentes	Onde comprar	
33Farmácias em	45 Casas próximas	89 Lojas	
distrito sanitário	31 hotéis	28 Aventais	
37 Grossistas	58 Maquis	14 hotéis	
66 Semi-grossistas	13 Barras 08 Maquis-Bars 01 bistrô 02 Espaço para	01 Quiosques de café 02 Quiosques de tabaco 02 Máquinas de venda automática automático	1707 pessoas entrevistadas
	reunião	08 Clínicas privadas	
		02 Superettes	
		01 Maquis	
		01 Bistrô	

Nos hotspots visitados predominavam os maquis (37%), os bordéis (28%) e os bordéis (20%). Os pontos de venda situados nas imediações destes locais, onde foi avaliada a disponibilidade de preservativos, eram principalmente lojas (60%), aventais (19%), bordéis (9%) e farmácias privadas (5%). O uso do preservativo foi avaliado em 1707 pessoas.

2. Disponibilidade

A análise dos dados de disponibilidade abrangeu o ano de 2021.

2.1. Aprovisionamento

2.1.1. Encomendar

Foram utilizados dois indicadores para avaliar o fornecimento de produtos às instalações ou aos pontos de gestão de produtos: encomendas e rupturas de stock.

É feita uma comparação entre as farmácias distritais (gratuitas) e os grossistas e semi-grossistas (marketing social e sector privado) em termos de encomendas feitas, encomendas satisfeitas e rupturas de stock (ver gráfico 1).

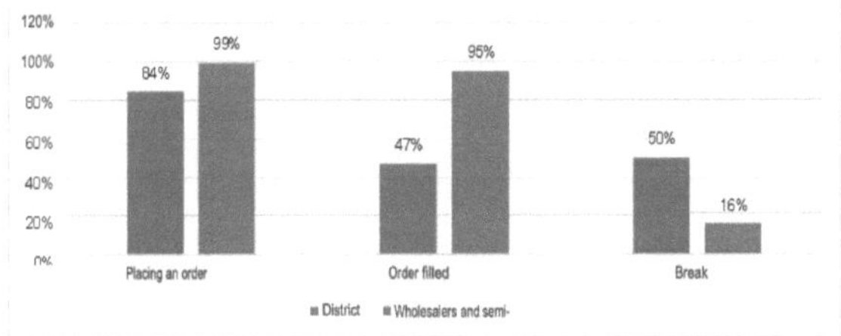

Gráfico 1: Comparação das encomendas e das rupturas de stock entre as farmácias distritais e os grossistas e semi-grossistas

Durante 2021, 99% (94) dos grossistas e semi-grossistas avaliados fizeram encomendas e 95% (90) tiveram as suas encomendas satisfeitas, em comparação com 84% (17/32) e 47% (14/32), respetivamente, para as farmácias distritais. (15) dos grossistas e semi-grossistas, contra 50% (17) das farmácias distritais.

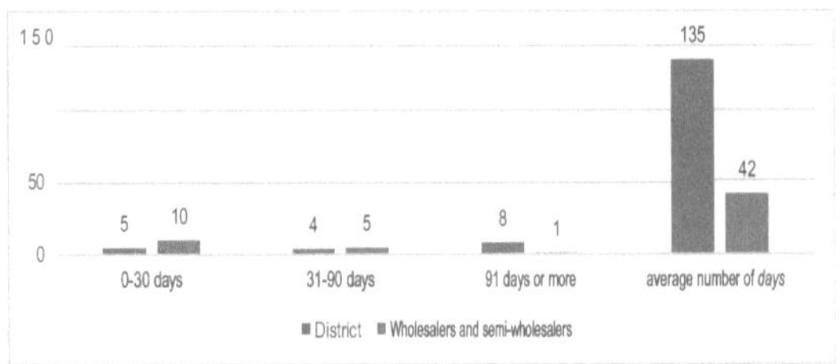

Gráfico 2: Número de dias em que os preservativos não estavam em stock, por sector de mercado

As farmácias distritais estiveram em falta de stock durante uma média de 135 dias, em comparação com 42 dias para os grossistas e semi-grossistas.

2.1.2. Motivos de rutura

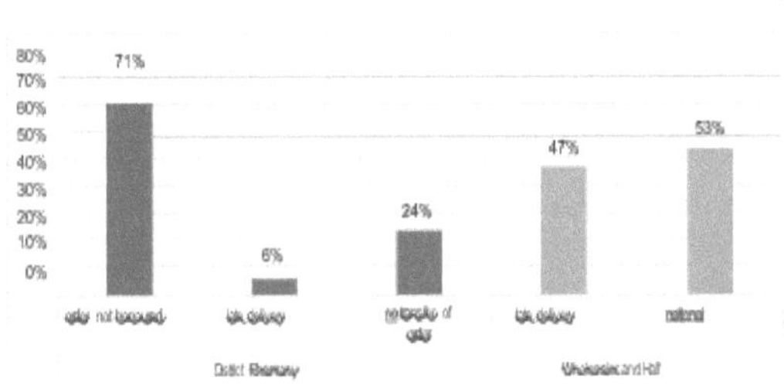

Gráfico 3: Razões para a escassez de existências por sector de mercado

As principais razões para a rutura de existências nas farmácias distritais são as encomendas não satisfeitas (71%) e a não realização de uma encomenda (24%). Para os grossistas e semi-grossistas, as principais razões foram as rupturas de stock nacionais (53%) e os atrasos de entrega (47%). É de notar que a AIMAS teve uma rutura de stock do preservativo COMPLICE em janeiro e fevereiro de 2021.

2.2. Distribuição

No que se refere à distribuição, os indicadores avaliados foram o número de preservativos distribuídos por sector de mercado e a cobertura das necessidades por localidade. As maiores quantidades de preservativos distribuídos foram registadas nas localidades de BONDOUKOU (2 779 140), BOUAKE (1 986 902), SOUBRE (1 906 040) e DALOA (1 876 389) e as menores nas localidades de KORO (7 500), OUANINOU (3 600), KOUNAHIRI (13 500) e OUME (15 600) (cf. quadro 1 em anexo).

2.2.1. Distribuição de preservativos por sector do mercado

Em 2021, as quantidades de preservativos distribuídas pelos diferentes sectores do mercado total são de 5 294 200 (26%) gratuitamente, 14 341 470 (71%) para a comercialização social e 581 815 (3%) para o sector privado (ver quadro 1 em anexo). O mercado é dominado pelo sector da comercialização social em 18 cidades, contra 12 cidades (OUANINOU e SAKASSOU) gratuitas (ver gráfico 4).

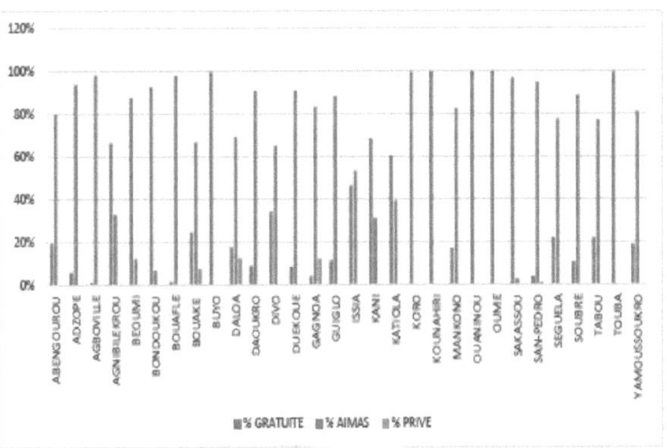

Gráfico 4: Quotas de distribuição de preservativos por sector de mercado

No entanto, em 5 cidades, o sector comercial-social não dispõe de dados de distribuição e, em todas as cidades-sentinela, o sector privado está muito mal representado.

2.2.2. Cobertura das necessidades

A matriz de quantificação da ONUSIDA/UNFPA foi utilizada para determinar as necessidades de preservativos das cidades visitadas, a fim de avaliar a cobertura da oferta de serviços no primeiro semestre de 2021 (ver gráfico 5).

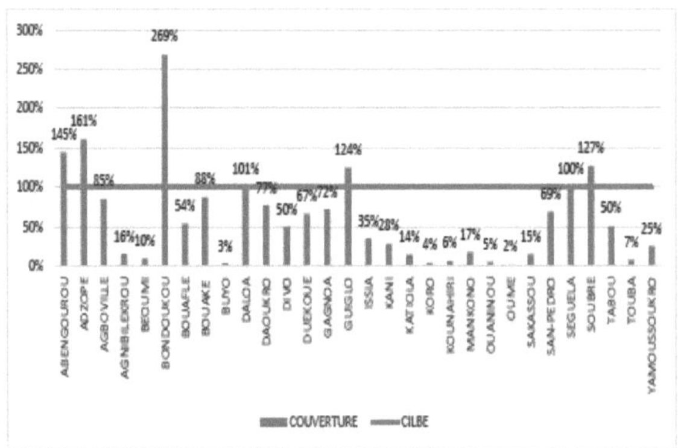

Gráfico 5: Cobertura das necessidades de preservativos no final de junho de 2021

Apenas 07 cidades e 2 cidades das 30 avaliadas ultrapassam ou se aproximam respetivamente do objetivo previsto em termos de necessidades a cobrir (100%): Bondoukou (269%), Adzopé (161%), Abengourou (145%), Soubré (127%), Guiglo (124%),

Daloa (101%) e Séguéla (100%). No entanto, 07 cidades (Oumé, Buyo, Ouaninou, Koro, Béoumi, Touba e Kounahiri) têm uma cobertura inferior a 10% (ver gráfico 5).

3. Acessibilidade

Para a avaliação da acessibilidade, a atenção centrou-se no marketing social e nos pontos de venda do sector privado nas proximidades dos hotspots.

3.1. Pontos de venda

As actividades avaliadas pelos pontos de venda são o número de dias úteis, as horas de fecho, o método de fornecimento e a disponibilidade de preservativos (ver gráfico 6).

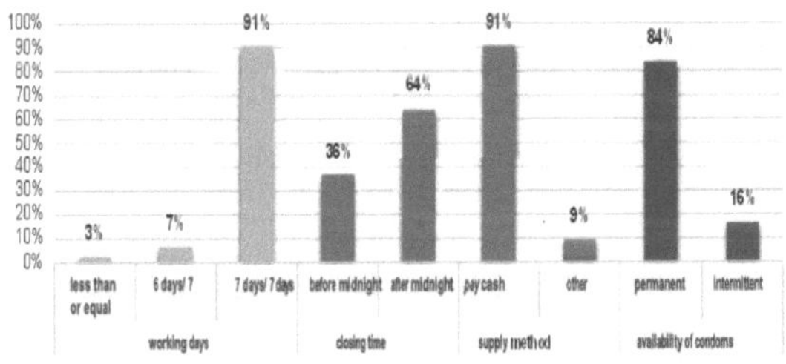

Gráfico 6: Repartição dos pontos de venda por tipo de atividade

Dos 148 pontos de venda visitados para 158 hot spots, 91% estão abertos 7 dias por semana, 64% permanecem abertos depois da meia-noite, 91% usam a opção "pagar em dinheiro" como método de fornecimento e 84% têm um fornecimento permanente de preservativos. A comparação destes mesmos indicadores entre os estabelecimentos acima referidos é apresentada no gráfico 7.

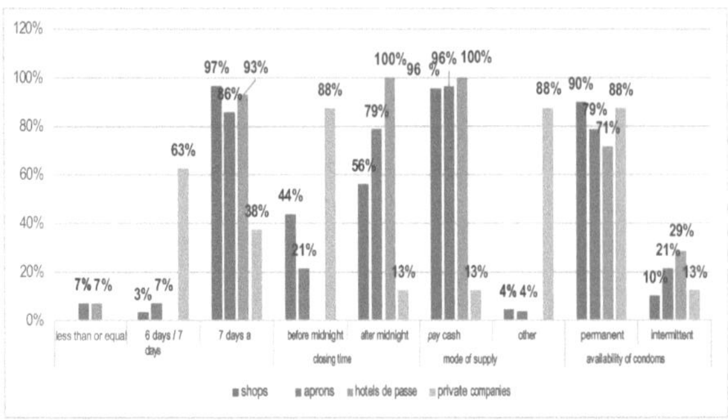

Figura 7: Repartição dos principais pontos de venda por tipo de atividade

As boutiques, que representam 60% dos pontos de venda situados nas imediações dos hot spots, estavam abertas 7 dias por semana em 97% dos casos, tinham preservativos disponíveis em permanência em 90% dos casos, mas permaneciam abertas depois da meia-noite em 56% dos casos. Em contrapartida, os bordéis, que representam 9% dos pontos de venda, estavam abertos 7 dias por semana em 93% dos casos, tinham preservativos permanentemente disponíveis em 71% dos casos e permaneciam abertos após a meia-noite em 100% dos casos, ou seja, 24 horas por dia.

3.2. Marcas de preservativos da l'AMT

Durante a recolha de dados, foram registadas as diferentes marcas de preservativos encontradas nos vários pontos de venda visitados (ver gráfico 8).

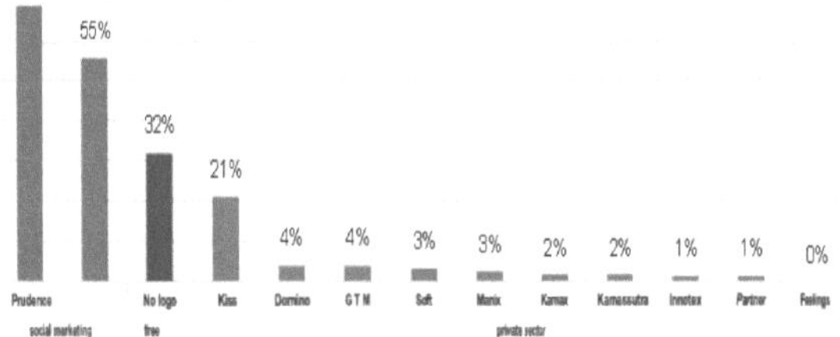

Figura 8: Representação das marcas nos pontos de venda visitados

As marcas mais representadas nos pontos de venda visitados são **PRUDENCE** (68%), **COMPLICE** (55%), **NO-LOGO** (32%) e **KISS** (21%). As marcas PRUDENCE e COMPLICE (do marketing social) e KISS (do sector privado) são distribuídas através de distribuidores grossistas e grossistas farmacêuticos. As marcas menos representadas são as do sector privado, que se encontram principalmente nas farmácias privadas (ver quadro em anexo) e são distribuídas pelos grossistas farmacêuticos. No que diz respeito ao preservativo sem logótipo (destinado à distribuição gratuita), em caso algum deve ser encontrado num ponto de venda, de acordo com as orientações em vigor.

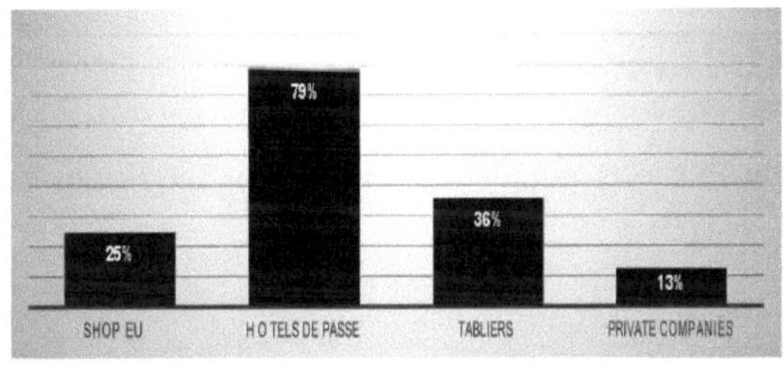

Gráfico 9: Representatividade dos pontos de venda que distribuem preservativos sem logótipo

Foram ainda identificadas outras marcas de preservativos (PROTECTOR, CONDOMS, HERO SON, LIVEX e TODAY) em 19 pontos de venda, dos quais 12 lojas (ver quadro em anexo).

4. Utilização

Durante a recolha de dados, foram recolhidas as opiniões de 1707 utilizadores sobre os preservativos (ver quadro abaixo).

Quadro 2: Repartição dos participantes por tipo de população e género

Por tipo de população	Força de trabalho	Por subgrupo das populações	Força de trabalho	Por género	Força de trabalho
Geral	615 (36%)	15-24 anos de idade	204 (33%)	Feminino	189 (31%)
		25 anos ou mais	411 (67%)	Masculino	426 (69%)
Populações-chave	1092 (64%)	TS	859 (79%)	Feminino	857 (78%)
		MSM	180 (16%)		
		UD	47 (4%)	Masculino	235 (22%)
		TG	6 (1%)		
Embalagem	1707 (100%)			Feminino	1046 (61%)
				Masculino	661 (39%)

A população geral era constituída por 67% de pessoas com 25 anos ou mais; os LT representavam 79% das populações-chave e os inquiridos do sexo feminino representavam 61% da população total do estudo.

4.1. Actividades sexuais

A atividade sexual foi avaliada em termos de primeira relação sexual, relações sexuais de risco nos últimos 12 meses, frequência das relações sexuais e múltiplos parceiros sexuais.

4.1.1. Primeira relação sexual

Quadro 3: Idade média e utilização do preservativo na primeira relação sexual

Características		Idade média	Intervalo	Força de trabalho	Percentagem que declara que um preservativo tinha sido utilizado	Força de trabalho
POPULAÇÃO EM GERAL						
MULHER						
15-24 anos de idade		17	10-21	79	35%	28
Idade 25-34 anos		18	10-25	83	30%	25
35-49 anos		18	15-22	25	28%	7
50-64 anos		17	14-19	2	0%	0
Total de mulheres		17	10-25	189	32%	60
HOMENS						
15-24 anos de idade		16	07-21	125	37%	46
Idade 25-34 anos		17	08-29	157	29%	46
35-49 anos		19	14-37	123	17%	21
50-64 anos		20	14-25	15	27%	4
Total de homens		18	07-37	420	28%	117
TOTAL de 15-64 anos		18	07-37	609	29%	177
POPULAÇÃO-CHAVE						
TS		17	07-28	859	29%	246
MSM		16	08-28	180	46%	82
UD		16	09-24	47	17%	8
TG		15	14-15	6	33%	2
Total de KP		17	07-28	1092	31%	338
TODAS AS POPULAÇÕES		17	07-37	1701	30%	515
PRIMEIRO RELATÓRIO						
	MENINA	13	07-14	196	24%	48
Antes dos 15 anos	MENINO	13	07-14	126	16%	20
	Total	13	07-14	322	21%	68
	MULHER	17	15-28	850	30%	258
A partir dos 15 anos	HOMENS	18	15-37	535	36%	190
	Total	18	15-37	1385	32%	448
NÍVEL DE EDUCAÇÃO						
Nunca frequentei a		17	09-37	467	22%	105

escola						
Pré-escolar		17	15-22	5	20%	1
Primário		17	07-27	380	31%	119
Secundário		17	08-32	686	33%	225
Superior		17	07-25	142	42%	60

Todos os participantes (1707) eram sexualmente activos e a idade média da primeira relação sexual foi de 18 anos para a população em geral e de 17 anos para as populações-chave, com taxas de utilização do preservativo de 29% e 31%, respetivamente. Entre a população em geral, as taxas mais baixas de utilização do preservativo (28% para as mulheres e 17% para os homens) registaram-se no grupo etário dos 35-49 anos, e as mais elevadas (35% para as mulheres e 37% para os homens) no grupo etário dos 15-24 anos. As principais razões apontadas para a não utilização do preservativo foram "não pensei nisso" (70%) e "confiar no parceiro" (15%). (Cf. gráfico 10)

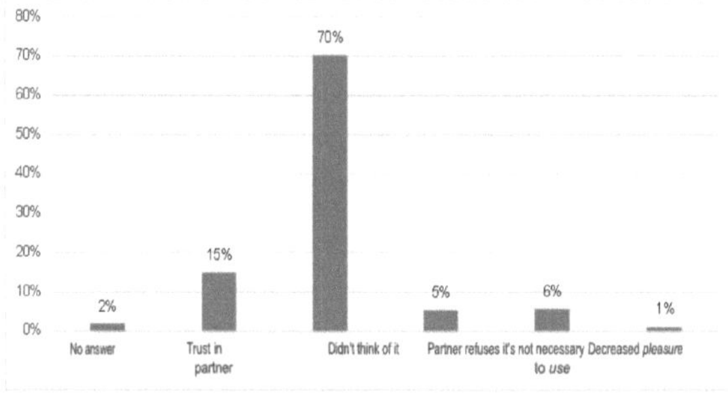

Gráfico 10: Repartição das razões para não usar preservativo na primeira relação sexual para todos os participantes

Especificamente, a taxa de utilização do preservativo na primeira relação sexual antes dos 15 anos (média de 13 anos) foi mais baixa (21%), e ainda mais baixa entre os rapazes (16%). As principais razões invocadas para a não utilização do preservativo nesta idade são: "não tinha pensado nisso" (57%), "recusa do parceiro" (17%) e "nunca usei preservativo" (11%) (ver gráfico 11).

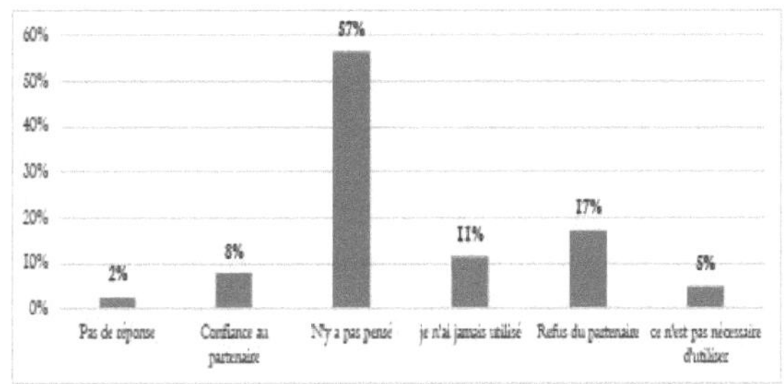

Figura 11: Repartição das razões para não utilizar um preservativo na primeira relação sexual antes dos 15 anos

4.1.2. Frequência das relações sexuais

A frequência das relações sexuais foi avaliada para melhor quantificar as necessidades de preservativos da população (ver quadro 6).

Quadro 4: Número médio de encontros sexuais por sexo e tipo de população

Características	Média / dias	Média/semana	Intervalo/dias
POPULAÇÃO EM GERAL			
MULHER			
15-24 anos de idade	-	2	-
Idade 25-34 anos	-	2	-
35-49 anos	-	2	-
50-64 anos	-	1	-
Total de 15-64 anos	-	2	-
HOMENS			
15-24 anos de idade	-	3	-
Idade 25-34 anos	-	3	-
35-49 anos	-	2	-
50-64 anos	-	2	-
Total de 15-64 anos	-	3	-
EM CONJUNTO			
TOTAL de 15-64 anos	-	2	-
POPULAÇÃO-CHAVE			
TS	6	42	3,3-8,7

MSM	2	14	1,6-3,2
UD	3	21	1,5-3,6
TG	3	21	1,2-4,3

Na população em geral, os inquiridos relataram ter uma média de dois (02) encontros sexuais por semana. No entanto, nas populações-chave, o número médio semanal de encontros sexuais foi de 42 para os HSH, 14 para as FSW e 21 para as FSW e FSU.

4.1.3. Relações sexuais de risco

Ao avaliar o risco sexual, a tónica é colocada no último encontro sexual dos últimos 12 meses (quadro 5).

Quadro 5: Utilização de preservativo durante a última relação sexual na população em geral

Características	Percentagem de pessoas que declararam ter tido relações sexuais nos últimos 12 meses	Força de trabalho	Percentagem de pessoas que declararam ter tido relações sexuais com um parceiro não conjugal e não coabitante nos últimos 12 meses últimos meses	Força de trabalho	Percentagem de pessoas que declararam ter usado um preservativo na última relação sexual com um parceiro não conjugal e não coabitante	Força de trabalho
MULHER						
15-24 anos de idade	90%	71	89%	63	41%	26
Idade 25-34 anos	100%	83	57%	47	40%	19
35-49 anos	92%	23	30%	7	57%	4
Total de mulheres	95%	177	66%	117	42%	49
HOMENS						
15-24 anos de idade	96%	120	89%	107	48%	51
Idade 25-34 anos	97%	153	67%	103	53%	55

35-49 anos	100%	123	32%	39	64%	25
50-64 anos	80%	12	50%	6	50%	3
Total de homens	97%	408	63%	255	53%	134
EM CONJUNTO 15-24 anos de idade	94%	191	89%	170	45%	77
EM CONJUNTO 25-64 anos de idade	97%	394	51%	202	52%	106
EM CONJUNTO 15-64 anos	96%	585	64%	372	49%	183

Entre a população em geral, 609 dos 615 participantes declararam a sua idade. Destes 609 entrevistados, 585 (96%) tinham tido relações sexuais nos últimos dois anos. 12 meses, 372 (64%) dos quais tinham tido relações sexuais de risco. O uso do preservativo durante esses encontros sexuais de risco foi observado em 183 pessoas (49%). O uso de preservativo durante a última relação sexual de risco foi ainda mais baixo entre as mulheres com idades compreendidas entre os 25 e os 34 anos (40%) e entre os 15 e os 24 anos (41%). As razões invocadas para não usar preservativo durante a última relação sexual de risco foram dominadas por "confiar no parceiro" (53%), "não ter parceiro" (12%) e "não usar preservativo" (12%). não tinha pensado nisso" (16%), "prazer reduzido" (10%) e "recusa do parceiro" (8%) (cf. gráfico 12).

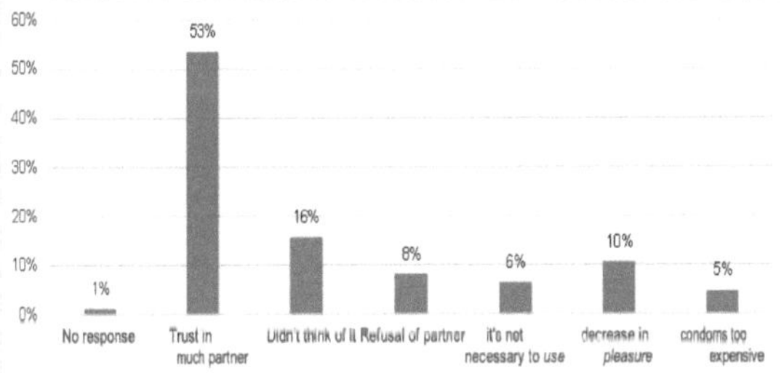

Figura 12: Comparação das encomendas e das rupturas de stock entre as farmácias distritais e os grossistas e semi-grossistas

Entre as populações-chave, a utilização do preservativo foi de 92% entre os HSH, 75% entre os UD e 83% entre os HSH e os TG (ver gráfico 13).

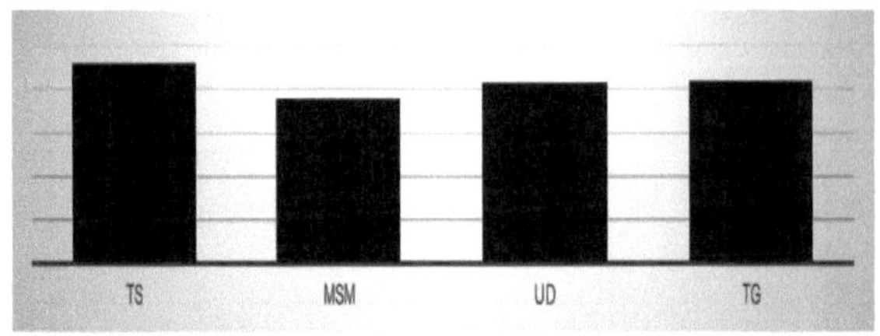

Gráfico 13: Taxa de utilização de preservativo durante a última relação sexual de alto risco entre populações-chave

4.1.4. Multi-parceria sexual

As parcerias sexuais múltiplas foram observadas em 65% dos homens e 50% das mulheres. Entre as mulheres inquiridas, as parcerias sexuais múltiplas são elevadas entre as jovens dos 15 aos 24 anos (67%), com uma tendência decrescente com a idade até desaparecerem entre as que têm 50 anos ou mais. No entanto, a multiparceria entre os inquiridos do sexo masculino permanece consistentemente elevada (mais de 50%), superior à das mulheres, com uma ligeira descida no grupo etário dos 35-49 anos (49%).

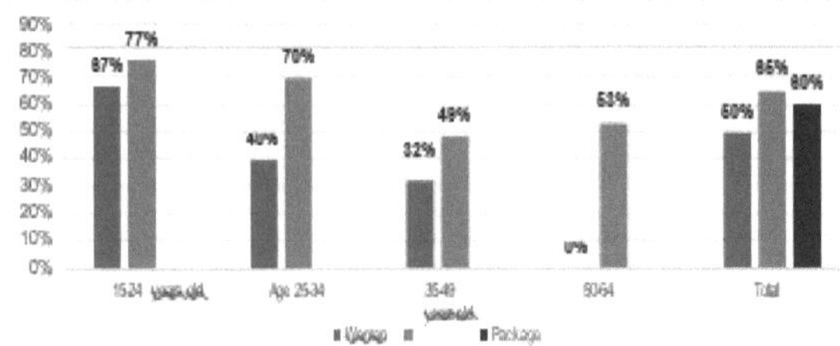

Figura 14: Percentagem de inquiridos que tiveram mais do que um parceiro sexual nos últimos 12 meses

4.2. Razões para não utilizar preservativos

Os motivos para a não utilização do preservativo nas relações sexuais de risco são variados e os mais recorrentes foram observados em duas fases da vida dos entrevistados: na primeira relação sexual e na última relação sexual (Cf. gráfico15).

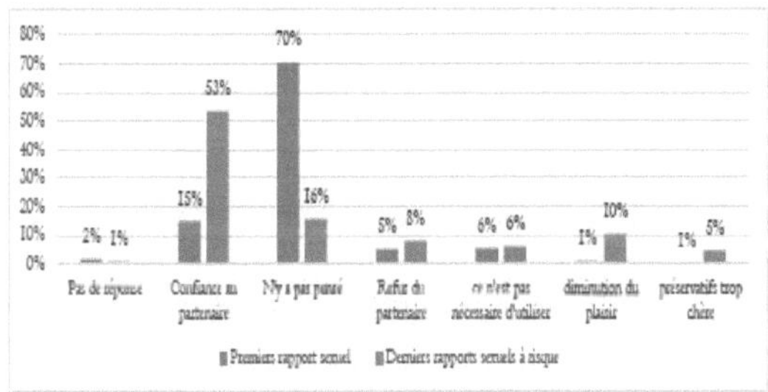

Figura 15: Alteração das razões para não usar preservativo da primeira para a última relação sexual

Verificou-se um aumento de motivos como "confiança no parceiro", "menos prazer" e "preservativo demasiado caro", que passaram de 15% para 53%, de 1% para 10% e de 1% para 5%, respetivamente, mas o motivo "não pensei nisso" desceu de 70% para 16%.

4.3. Fornecimento noturno de preservativos masculinos

Das 1.707 pessoas entrevistadas, 1.427 (84%) afirmaram ter acesso a preservativos à noite, caso necessitassem. A taxa mais elevada foi registada entre os TS (91%) e a mais baixa entre os jovens adolescentes dos 15 aos 24 anos (67%) (ver gráfico 14).

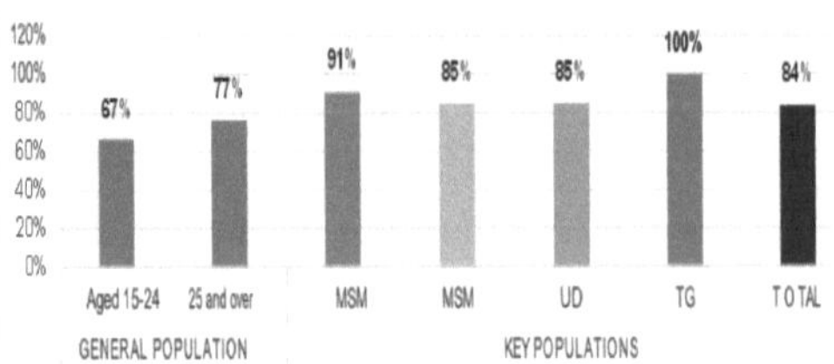

Gráfico 16: Percentagem de participantes com acesso noturno a preservativos em caso de necessidade, por tipo de população

Os pontos de venda a que os entrevistados dizem ter acesso são apresentados no gráfico seguinte.

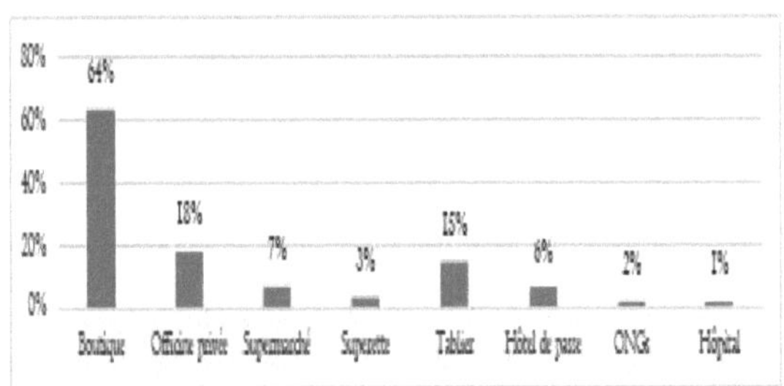

Gráfico 17: Percentagem de participantes com acesso noturno a preservativos, por tipo de estabelecimento

Os inquiridos afirmaram ter frequentemente acesso a preservativos à noite, caso necessitem, em lojas (64%), dispensários privados (18%), aventais (15%) e bordéis (6%). São elas as marcas PRUDENCE e COMPLICE do marketing social, os preservativos gratuitos NO-LOGO e as marcas KISS e DOMINO do sector privado (ver gráfico 18).

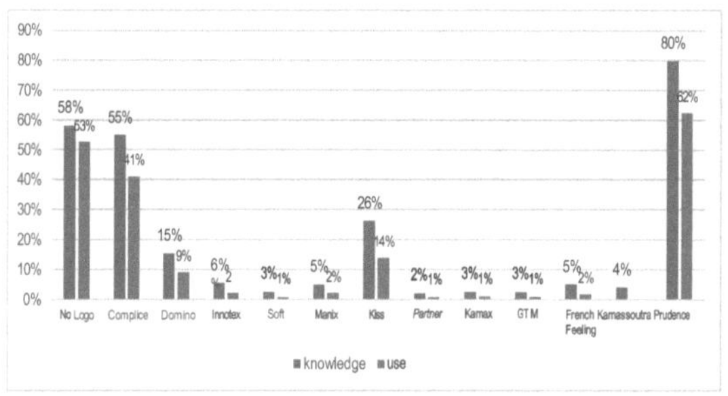

Gráfico 18: Percentagem de participantes que conhecem as marcas de preservativos oferecidas e percentagem que as utiliza

5. Conhecimento do preservativo feminino, do gel lubrificante e de outros tipos de preservativos

Para o preservativo feminino e o gel lubrificante, foram avaliados três indicadores: "ouviu falar", "conhecimento" e "desejo de usar".

5.1. Preservativo feminino

A comparação destes indicadores entre a população em geral e as populações-chave é apresentada no gráfico seguinte.

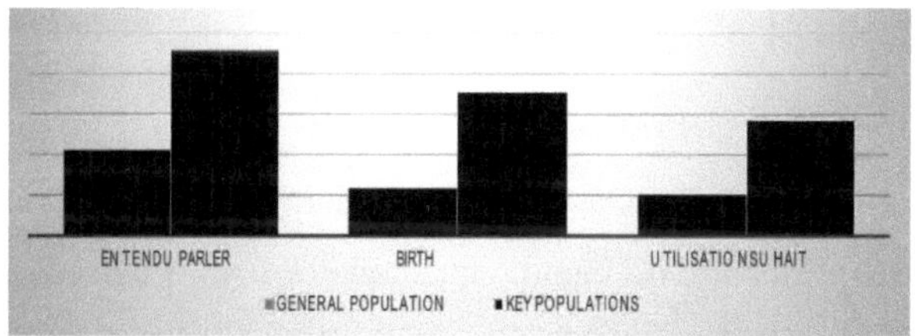

Gráfico 19: Comparação dos indicadores relativos ao preservativo feminino entre a população em geral e as populações-chave

Das 1092 populações-chave entrevistadas, 915 (84%) tinham ouvido falar do preservativo feminino, das quais 709 (77%) conheciam-no e 570 (62%) não o conheciam. gostariam de o usar, em comparação com 422 (69%), 235 (56%) e 205 (49%), respetivamente, na população em geral.

5.2. Gel lubrificante

Relativamente aos géis lubrificantes, das 1092 populações-chave entrevistadas, 977 (89%) já ouviram falar deles, incluindo 938 (96%) que os conhecem e 905 (93%) que não os conhecem.

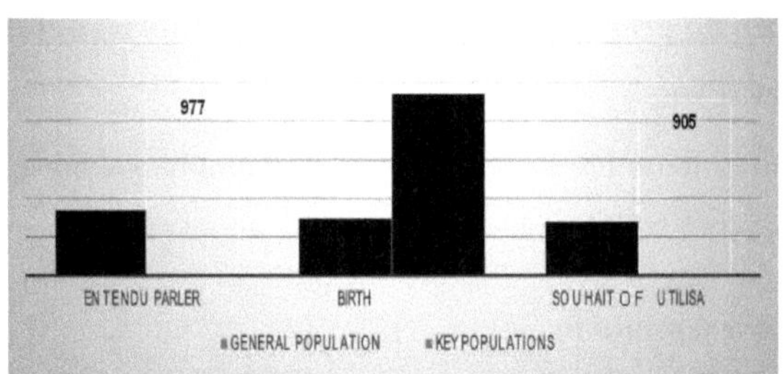

Gráfico 20: Comparação dos indicadores relativos aos géis lubrificantes entre a população em geral e as populações-chave

5.3. Outros tipos de preservativos

Para além dos preservativos masculinos e femininos, a avaliação incidiu sobre outros tipos de preservativos, como o quadrado de látex e o dedo, de que muito poucos participantes tinham ouvido falar (4% e 0,5%, respetivamente).

V. DISCUSSÕES

A utilização do preservativo como meio de prevenção do VIH, das IST e da gravidez não desejada é a principal componente de todas as estratégias de prevenção combinada destinadas a controlar a epidemia de VIH/SIDA. O principal indicador para medir o impacto das nossas intervenções de prevenção é o uso do preservativo durante a última relação sexual de alto risco (com um parceiro não conjugal, não coabitante).Neste estudo, houve um ligeiro aumento deste indicador na população geral, de 44,6% (Ciphia 2018) para 49,2% (ERUP 2021). Para o melhorar, o combate deve ser direcionado para os obstáculos à sua utilização, que são de vária ordem.

Razões para a não utilização

Na primeira relação sexual, a taxa de utilização do preservativo é de 30%, e as razões para a não utilização são dominadas por "não pensei nisso" (70%) e "não sabia" (15%). "confiança no parceiro". Por outro lado, quando a primeira relação sexual ocorreu antes dos 15 anos, a taxa de utilização foi ainda mais baixa (21%), com uma idade média de 13 anos e as mesmas razões para a não utilização ("não tinha pensado nisso" 57% e "não sabia" 57%). "17%). Estas razões podem ser explicadas pelo desconhecimento dos riscos e pela fraca exposição a mensagens de sensibilização, o que dificulta a negociação do uso do preservativo. C. C. Y. Adohinzin, N. Meda, A. M. G. Belem, et al argumentam que este facto pode ser consequência de desigualdades sociais marcadas pelas preferências tradicionais e culturais atribuídas aos mais velhos. As crianças mais jovens, e especialmente as raparigas, são geralmente privadas de informações "consideradas sensíveis" [4]. Do mesmo modo, as estratégias de comunicação dirigidas aos jovens dos 10 aos 14 anos têm por objetivo dar-lhes a possibilidade de conhecerem melhor o seu corpo, de lhe prestarem mais atenção e de recorrerem a fontes de informação sobre a sexualidade, mas não colocam a tónica na promoção do preservativo. [18] Além disso, de acordo com MacPhail [5], as normas sociais dominantes constroem a masculinidade e afectam profundamente a experiência heterossexual dos homens e das mulheres. De acordo com Mazou [7], as dificuldades que os jovens têm em aceitar e usar preservativos estão ligadas ao ambiente social em que vivem e ao carácter repentino das relações sexuais na maioria dos casos. Segundo Gueilla [8], os jovens não se protegem porque muitas vezes não têm um preservativo na sua posse no momento da relação sexual. O autor explica este facto pela vergonha e desaprovação que os adultos sentem em relação aos adolescentes quando se trata de lhes fornecer preservativos. Na altura da última relação sexual de alto risco, as razões apresentadas para não usar preservativo podem ser explicadas por uma perceção inadequada do risco envolvido, ou mesmo uma perceção errada da pessoa infetada, o que também é visto como um obstáculo ao uso do preservativo por outros autores [6;9]. Para Ngamini [9], os potenciais utilizadores de preservativos devem ter a perceção do VIH/SIDA como um perigo real para a sua saúde, bem como a perceção da devastação desta doença no seu ambiente imediato. O estudo de Sarah [6] sobre estratégias de prevenção do VIH/SIDA em países de baixo e médio rendimento parece apoiar esta sugestão. Para a autora, as campanhas centradas na prevenção dos riscos sexuais conduziram a um aumento da utilização do preservativo nas últimas décadas. Isto apesar do facto de a utilização generalizada do preservativo se deparar com resistências culturais e religiosas em alguns países. Memmi S. e Orne-Gliemann J. salientam que a melhoria da utilização do preservativo pelo público em geral pode ser conseguida através de intervenções destinadas a alterar a perceção das pessoas sobre as normas sociais, os conhecimentos sobre o VIH/SIDA, a auto-eficácia e a eficácia dos preservativos na proteção contra o VIH/SIDA [6].

Disponibilidade

No sector público (gratuito), 16% (5) das farmácias distritais não fizeram encomendas e 44% (12) das que fizeram encomendas não as receberam. Esta situação conduziu a rupturas de stock que duraram em média 135 dias. Este défice de abastecimento no sector público pode ser explicado por :

- Falta de apropriação pelas partes interessadas das novas medidas de fornecimento gratuito de preservativos (abordagem distrital);
- Encomendas não satisfeitas devido à transferência das existências de preservativos para a nova sucursal de Bouaké, na pendência da sua reafectação aos distritos abrangidos pela sucursal;
- As carências observadas nos grossistas e semi-grossistas devem-se essencialmente ao encerramento das fronteiras internacionais, que provocou um atraso no abastecimento dos produtos AIMAS.

Para que as pessoas usem preservativos, o produto deve estar prontamente disponível. Este facto é confirmado por Memmi S. e Orne-Gliemann J., que afirmam que a utilização de preservativos pode ser melhorada se se concentrar na disponibilidade [6].

Acessibilidade

As lojas visitadas tinham uma maior disponibilidade permanente de preservativos, mas raramente estavam abertas depois da meia-noite (56% dos casos). Por outro lado, os bordéis têm uma disponibilidade permanente inferior à das lojas, estão todos abertos depois da meia-noite (100% dos casos, ou seja, 24 horas por dia) e estão envolvidos na venda de preservativos sem logótipo em 79% dos casos. Esta constatação evidencia uma quota de mercado que deve ser aumentada e reflecte a insuficiência dos planos de marketing das diferentes marcas de preservativos no sector hoteleiro, pelo que é necessário definir normas para a instalação de pontos de venda de preservativos nos sectores comercial, social e privado, de modo a garantir uma acessibilidade óptima.

Multi-parceria

De acordo com os resultados, quanto mais jovem é a população, maior é a probabilidade de ter mais do que um parceiro sexual, o que reflecte a sua vulnerabilidade sexual. Este facto pode ser explicado por :

- O facto de esta população jovem ser sexualmente ativa, ter um desejo de descoberta, correr riscos e estar exposta ao sexo intergeracional em geral;
- E mais especificamente pelo facto de não terem qualquer fonte de rendimento (raparigas de 15 a 24 anos), pelo desejo de procriar e formar um casal (mulheres de 25 a 49 anos) e pela afirmação da sua masculinidade (rapazes de 15 a 24 anos).

De acordo com K Wood e R Jewkes, ao negociarem a sua sexualidade e o uso de contraceptivos, as raparigas disseram que tinham sido sujeitas a pressões e constrangimentos de várias fontes, ao ponto de não serem capazes de tomar decisões como indivíduos autónomos [11]. Segundo Ngamini Ngui A, em África, na representação social da contraceção e da prevenção do VIH-SIDA, as raparigas são geralmente associadas à pílula e os rapazes ao preservativo. Além disso, são os rapazes que participam mais nas campanhas de prevenção e nas manifestações sobre o uso do preservativo. Estas observações são o resultado de desigualdades e estereótipos de género [9].

Para François Deniaud, este facto levanta um dilema simbólico. O preservativo racionaliza um dos actos mais espontâneos do sexo e do amor. Entram em jogo elementos problemáticos, como a frustração do prazer sexual, um sentimento de auto-depreciação, a perda de identidade e o "desperdício" para o homem quando o preservativo que contém o seu esperma é eliminado. Há também um sentimento de culpa em relação à parceira, que pode ficar ofendida com a decisão unilateral de usar o preservativo, e um sentimento de culpa em relação aos mais velhos, que podem sentir que estão a desrespeitar as tradições, nomeadamente os valores da procriação e da filiação, se usarem o preservativo. Estes sentimentos de culpa ilustram a ameaça simbólica do preservativo para o indivíduo e para a sociedade. Os jovens tentam resolver os seus dilemas de duas maneiras: confiando no parceiro, recusando o uso do preservativo ou, no extremo, retirando deliberadamente o preservativo durante a relação sexual, antes da ejaculação; neste último caso, por exemplo, o risco infecioso de ser contaminado pelo VIH (se conscientemente percebido) é preferido ao risco simbólico. não poder gozar e procriar, ou seja, não poder afirmar o seu género e assumir um papel social ou sentimental num determinado contexto [11;12;13].

Os limites do estudo

Ao avaliar os resultados, é necessário ter em conta uma série de limitações. Estas limitações incluem

- Alguns preconceitos podem ter influenciado certas respostas, incluindo perguntas sobre a atividade sexual;

Dificuldade em recordar a atividade sexual anterior;

- A nota metodológica não foi submetida à aprovação do Comité de Ética;
- Como o inquérito foi realizado em 30 cidades, os dados não podem ser extrapolados para o nível nacional;
- Dificuldade em mobilizar recursos financeiros para cobrir todas as cidades-sentinela.

VI. RECOMENDAÇÕES

CATEGORIA ES	CONCLUSÕES	RECOMENDAÇÕES	RESPONSÁVEL ES
AVAILABIL ITE	Insuficiente apropriação das novas medidas de fornecimento gratuito de preservativos (abordagem distrital)	Difundir a circular sobre as novas modalidades de distribuição gratuita de preservativos Orientar os jogadores Supervisionar os jogadores formados	PNLS
	Encomendas de clientes não satisfeitas ou parcialmente satisfeitas direto	Acompanhamento das encomendas	PNLS
	Esgotamento de preservativos observados entre grossistas e semi-grossistas	Organizar reuniões trimestrais de controlo do abastecimento e da distribuição	GTT-CPP
	Ausência de distribuição pelo sector privado em 5 das 18 cidades e de comercialização social em 2. cidades em 18		
ACESSIBIL ITE	Preservativos sem logótipo (gratuitos) disponíveis nos pontos de venda	- Branding de preservativos gratuitos	PNLS
	Presença de marcas de preservativos de contrabando no mercado	Realização de actividades relacionadas com a regulamentação e o controlo de preservativos e géis lubrificantes	DR/DD
adolescente com menos de 15 anos	a primeira relação sexual antes dos 15 anos ocorreu, em média, aos 13 anos, com 21% de taxa de utilização de preservativos	desenvolver mensagens de sensibilização adaptadas ao grupo etário dos 10-14 anos readaptar as mensagens de sensibilização do público-alvo às realidades do momento	PNLS
	Perceção inadequada dos riscos envolvidos Pouca exposição a mensagens de sensibilização Dificuldades em negociar o uso do preservativo		

Frequência das relações sexuais	as populações-chave têm uma média de : FS: 42 encontros sexuais MSM: 14 encontros sexuais FSU: 21 encontros sexuais TG: 21 encontros sexuais	revisão dos fornecimentos de preservativos integrar as novas normas de pessoal no documento que estabelece as normas e procedimentos para a distribuição de preservativos e géis lubrificantes	PNLS
Última relação sexual (população em geral)	49% de taxa de utilização de preservativos falta de perceção do risco ; a existência de preconceitos em relação ao preservativo;	intensificar a promoção dos preservativos para desconstruir os preconceitos em relação aos mesmos	PNLS

CATEGOR I ES	CONCLUSÕES	RECOMENDAÇÕES	RESPONSÁ VEL
	o desejo de formar um casal e o desejo de ter filhos		
parceria multi-sexo	as parcerias sexuais múltiplas das mulheres são elevadas (67%) no grupo etário dos 15-24 anos, diminuindo com a idade até atingir zero no grupo etário dos 50+ e mais	Intensificar as campanhas de sensibilização sobre os riscos da multiparceria e sobre a promoção do uso correto e da utilização de vestuário de proteção. utilização sistemática de preservativos	PNLS
	o número de parceiros sexuais é consistentemente elevado (mais de 80%) em homens de todas as idades		
Razões para não usar preservativos	Falta de consciência dos riscos envolvidos	rever as mensagens de sensibilização, colocando a tónica nas populações mais pobres ISTs sintomáticas ou assintomáticas e VIH	PNLS
	Custos dos preservativos fora de controlo	incluir preservativos nos kits de quarto dos hotéis onde se hospedar	PNLS
		instalar distribuidores automáticos de preservativos nos locais de afluência	GTT-CCP AIMAS
Preservativo feminino	pouca sensibilização da população em geral disponibilidade insuficiente promoção insuficiente	promover o preservativo feminino incentivar a comercialização social de preservativos femininos	GTT-CPP
Géis lubrificantes	Necessidade das pessoas de géis lubrificantes	marketing social dos géis lubrificantes	GTT-CPP

CONCLUSÃO

Este estudo mostra que a taxa de utilização do preservativo durante as relações sexuais de risco na população em geral continua a ser baixa (menos de 50%). Os obstáculos à utilização incluem as razões da não utilização, a perceção inadequada do risco, o sexo intergeracional e a disponibilidade inadequada de preservativos. É, pois, urgente reforçar as campanhas de sensibilização e informação, adaptando o seu conteúdo às necessidades reais das populações-alvo, de modo a transmitir-lhes as competências necessárias para uma prevenção eficaz, nomeadamente no que se refere à utilização do preservativo. A sexualidade dos adolescentes é muitas vezes espontânea, nova e muito emotiva, podendo também ser marcada por uma certa vergonha e secretismo. Neste contexto social e comportamental, o preservativo pode não ser utilizado corretamente ou pode mesmo ser ignorado por ambos os parceiros [17]. Esta preocupação reflecte-se nos resultados do inquérito PSI [15], que revelou que, dos 74,0% de jovens que se consideravam capazes de utilizar corretamente o preservativo, apenas 21,7% tinham percorrido com sucesso as cinco etapas da sua utilização. Este é um fator importante que pode influenciar positivamente a decisão pessoal dos jovens de usar sistematicamente o preservativo durante as relações sexuais. Assim, não basta disponibilizar o preservativo, é essencial tornar a sua utilização eficaz, formando os potenciais utilizadores na sua utilização [4]. Embora exista um problema de disponibilidade, seria preferível, para oferecer um serviço diferenciado e adaptado às necessidades das populações-alvo, realizar um estudo CAP (conhecimentos, competências práticas) sobre a utilização correcta do preservativo.

BIBLIOGRAFIA

1. Plano Estratégico Nacional de luta contra o VIH, a sida e as infecções sexualmente transmissíveis 2021-2025; 2021; PNLS; p41.

2. Nota de fundo sobre a declaração de posição sobre preservativos e a prevenção do VIH, outras infecções sexualmente transmissíveis e gravidezes indesejadas; julho de 2015; ONUSIDA.

3. Relatório da análise situacional dos conservantes e géis lubrificantes no âmbito da abordagem do mercado total; 2021; PNLS. P10.

4. C. C. Y. Adohinzin, N. Meda, A. M. G. Belem, et al. Utilização do preservativo masculino: conhecimentos, atitudes e competências dos jovens do Burkina Faso.
S.F.S.P. | "Santé Publique". 2017/1 Vol. 29 | páginas 95 a 103.

5. MacPhail C e Campbell C. I think condoms are good but, aai, I hate those things': condom use among adolescents and young people in a Southern African township. Social Science & Medicine. 2001; 52(11):1613-1627. Doi: 10.1016/S0277-9536(00)00272-0.

6. Desgrées du Loû A, Memmi S, Orne-Gliemann J. Strategies of HIV Prevention in Low and Middle-Income Countries. The Open Infectious Diseases Journal. 010;4:92-100. Data de publicação eletrónica 15/9/2010. Doi: 10.2174/1874279301004010092.

7. Mazou G. Comportamento sexual de risco dos alunos: uma análise dos determinantes sociais da não utilização do preservativo entre os alunos do Liceu Moderno II de Bouaké. Revista Científica Europeia. 2014;10(2):128 p.

8. Gueilla G. Saúde sexual e reprodução dos jovens no Burkina Faso: Un état des lieux. New York: Alan Guttmacher Institute; 2004. 37 p.

9. Ngamini Ngui A, Determinants of condom use among young people in Côte d'Ivoire (Determinantes da utilização do preservativo entre os jovens na Costa do Marfim). Médecine d'Afrique Noire. 2010;57(4): S41-S135.

10. Lacombe E. O preservativo: perguntas e respostas. Le Médecin du Québec. 2006;41(2):37-69.

11. K Wood, R Jewkes. Issues in Reproductive Health (Questões de Saúde Reprodutiva). 2012;(3):80-91

12. DENIAUD F. (991) "Sida, préservatifs et jeunesse urbaine en Côte-d'Ivoire: un essai d'ethnoprévention", Bulletin de liaison du CNDT, número especial, pp.46-69.

13. GINOUX-POUYAUD C. (1992) "Etude sociologique sur le choix du partenaire sexuel chez les femmes en âge de procréer à Koumassi et Marcory", Bulletin du GIDIS-CI, 2, p.42

14. DEDY S. e TAPE G. (1991) Comportements sexuels et sida en Côte-d'Ivoire (Rapport préliminaire), PNLS, Abidjan. (1992) "Les comportements sexuels à risque en Côte-d'Ivoire", Bulletin du OlDIS-CI, 2, pp.63- 72.

15. Population Service International (PSI). Enquête de base pour suivre et analyser les déterminants de l'utilisation consistente du condom en vue de prévenir le VIH/Sida au sein de la population générale. Burkina Faso: PSI; 2009. p20.

16. Audrey P, Katie O, MacPhail C, William C. Earlyliness of sexual debut and associated HIV risk factors in young people. women and men in South Africa. Perspectivas Internacionais sobre Saúde Sexual e Reprodutiva. 2010;Edição Especial:29-37.

17. Johannes B, Sybille T, Brigitte F. Contraceção entre adolescentes. Forum Med Suisse. 2006;6:1004-10.

18. Estratégia de comunicação para a mudança de comportamento para o VIH e a SIDA na Costa do Marfim 2016 - 2020. Versão 2018.PNLS; p42.

APÊNDICES

A. Necessidade de preservativos masculinos e quantidades distribuídas pela cidade-sentinela por segmento de mercado total (distribuição 2021)

cidades-sentinela	NECESSIDADES	Distritos	hospitais de referência e	TOTAL LIVRE E	AIMAS	PRIVADO	TOTAL X
BONDOUKOU	1 033 253	2 575 800	6 600	2 582 400	196 740	0	2 779 140
BOUAKE	2 268 387	492 200	2 900	495 100	1 334 790	157 012	1 986 902
SOUBRE	1 504 861	199 100	10 200	209 300	1 696 740	0	1 906 040
DALOA	1 865 328	160 200	173 700	333 900	1 305 720	236 769	1 876 389
ABENGOUROU	1 155 883	173 600	155 600	329 200	1 344 540	0	1 673 740
GAGNOA	1 958 106	48 000	12 000	60 000	1 171 590	172 800	1 404 390
SAN-PEDRO	1 889 647	43 900	8 000	51 900	1 238 220	15 234	1 305 354
ADZOPE	664 808	51 000	15 000	66 000	1 006 500	0	1 072 500
DUEKOUE	1 316 622	64 600	12 000	76 600	799 140	0	875 740
AGBOVILLE	977 247	12 000	0	12 000	815 610	0	827 610
BOUAFLE	1 335 682	2 900	9 600	12 500	711 330	0	723 830
GUIGLO	546 815	78 200	0	78 200	602 250	0	680 450
SEGUELA	610 357	121 200	15 200	136 400	475 530	0	611 930
DIVO	1 220 233	65 200	144 900	210 100	397 770	0	607 870
DAOUKRO	573 526	29 600	10 000	39 600	400 620	0	440 220
ISSIA	948 970	18 600	136 900	155 500	178 350	0	333 850
YAMOUSSOUKR O	1 301 671	28 000	32 400	60 400	259 380	0	319 780
TABOU	594 207	59 000	8 000	67 000	232 650	0	299 650
MANKONO	692 779	7 200	13 400	20 600	98 370	0	118 970

AGNIBILEKROU	553 563	38 000	19 400	57 400	28 500	0	85 900
KANI	216 626	33 700	8 500	42 200	19 200	0	61 400
KATIOLA	362 479	31 200	500	31 700	20 730	0	52 430
BEOUMI	462 421	41 600	400	42 000	5 850	0	47 850
SAKASSOU	287 699	38 300	3 500	41 800	1 350	0	43 150
TOUBA	269 712	11 400	8 800	20 200	0	0	20 200
COMPRAR	507 239	15 400	1 600	17 000	0	0	17 000
OUME	926 940	15 600	0	15 600	0	0	15 600
KOUNAHIRI	229 414	13 500	0	13 500	0	0	13 500
OUANINOU	165 993	5 000	3 600	8 600	0	0	8 600
KORO	197 034	7 500	0	7 500	0	0	7 500

B. QUESTIONÁRIOS

GRELHA DE DISPONIBILIDADE

Região de saúde:

Distrito sanitário:

Localização:

Nome da empresa:

Tipo de negócio :grossista semi-grossista

FORNECIMENTO DE PRODUTOS	O IU	NÃO N	OBSERVA ÇÃO
1. Efectuou alguma encomenda nos últimos 06 meses?			
2. Em caso negativo, porquê			
3. Em caso afirmativo, especificar a estrutura ou outras fontes de abastecimento			
4. Estas encomendas foram satisfeitas? Em caso negativo, porquê?			
GESTÃO DO ARMAZENAMENTO			
5. Teve alguma separação nos últimos seis meses?			
6. Em caso afirmativo, porquê?			
7. Duração da pausa	...	dias	
8. Que medidas tomou?			
CONDIÇÕES DE ARMAZENAMENTO	O IU	NÃO N	OBSERVA ÇÃO
9. a oficina é limpa periodicamente (ver calendário de limpeza)			
10. os preservativos são armazenados num local sem humidade e bem iluminado, e bem ventilado			
11. Os preservativos são protegidos da luz solar direta			
12. o depósito está protegido contra fugas de água			
13. O depósito dispõe de equipamento de combate a incêndios			
14. O pessoal do depósito sabe como utilizar o equipamento de combate a incêndios			
15. Possui e sabe utilizar o equipamento de combate a incêndios			
16. os preservativos devem ser deitados fora do alcance de motores eléctricos e luzes fluorescente			
17. Restringe o acesso à loja ao pessoal autorizado (certificar-se de que os preservativos são guardados num local fechado)			
18. as caixas de preservativos e de géis lubrificantes são empilhadas a pelo menos 10 centímetros do chão, a 30 centímetros das paredes e de outras pilhas e a uma altura máxima de 2,5 metros			Para o distrito
19. As caixas de preservativos e de géis lubrificantes são armazenadas em equipamento de armazenamento adequado			Para grossistas/e mi-grossistas

20. Os preservativos e os géis lubrificantes são armazenados num local protegido de insecticidas, pesticidas e outros contaminantes. produtos químicos, inflamáveis, materiais perigosos, ficheiros antigos, material de escritório e outros equipamentos			
21. Os preservativos e os géis lubrificantes são guardados de forma a serem fáceis de retirar. Princípio "First Out of Date - First Out" (FOPOF) e gestão de stocks			
22. As caixas de preservativos e de gel lubrificante estão dispostas de modo a que as setas apontem para cima, e que os rótulos de identificação, as datas de validade e as datas de produção sejam claramente visíveis			
23. os preservativos e os géis lubrificantes danificados ou fora de prazo sejam separados dos stocks correntes			
24. Respeitar os procedimentos em vigor relativos à sua destruição (existência deManual de procedimentos de destruição de PPI/manual integrado SIGL)			

FERRAMENTAS	DISPONIBILIDADE S/N	REMPLISSA GE (Atualizado)S/N	comentários
FARMÁCIA DISTRITAL			
25. Folha de existências			
26. Nota de entrega e de transferência			
27. Registo de distribuição ARV, IO			
28. Relatório mensal de distribuição de ARV, IO*.			
29. Relatório mensal de encomendas - ARV, IO			
30. Livro de reclamações			
31. Tabela de controlo da data de expiração			
32. Ficha de inventário dos preservativos inutilizáveis			
GROSSISTA E ½ GROSSISTA			
33. Formulários de encomenda			
34. Notas de entrega			
35. Software de gestão de stocks			

GRELHA DE AVALIAÇÃO DA ACESSIBILIDADE

Região de saúde:.

Distrito sanitário:

Localização:

Tipo de saída

Is it a hot spot	
Yes I No	No I __I

Loja : | |

Consultório particular: | |

Supermercado: | |

Superette : | |

Avental : | |

Hotel : | |

Máquinas de venda automática : | |

Outros | especificar:

Dias de trabalho/dias/semana

Horário de abertura : | || Horas | Minutos | Minutos

Hora de fecho : | || Hora| Minutos

PRESERVATIVOS DISPONÍVEIS

MODO DE FORNECIMENTO		Depósito de vendas	
		Pagar em dinheiro	
		A crédito	
TÊM SEMPRE PRESERVATIVOS DISPONÍVEIS DURANTE O HORÁRIO DE EXPEDIENTE?		SIM	
		NÃO	
SE NÃO, A QUEM É QUE COMPRA?		stock no país	
		utilização de um colega	
		recurso a distribuição	
SEGMENTO TOTAL DO MERCADO	MARCAS	PRESENÇA	
		SIM	NÃO
SECTOR PÚBLICO	Sem logótipo		
SECTOR DO MARKETING SOCIAL	Parceiro		
	Cuidado		
SECTOR PRIVADO	Dominó		
	Innotex		
	Suave		
	Manix		
	Beijo		
	Parceiro		
	Kamax		
	GTM		
	Sentimentos franceses		
	Kamassutra		
	Outros (especificar)		
	Outros (especificar)		
	Outros (especificar)		

GRELHA DE AVALIAÇÃO PARA UTILIZAÇÃO

Região de saúde:

Distrito sanitário:

Localização:

Data da entrevista: | || | || | ||||

SITUAÇÃO SÓCIO-DEMOGRÁFICA

1. TIPO DE POPULAÇÃO

TS: | | MSM: | | DU: | TG: | População geral: ||

2. Idade : ||Anos

3. Sexo : ||

4. QUAL É O NÍVEL DE ENSINO MAIS ELEVADO QUE OBTEVE:

Pré-escolar: | |

Primário: | |

Secundário: | |

Superior

Não sei : | |

Recusa: | |

COMPORTAMENTO SEXUAL

Gostaria agora de lhe fazer algumas perguntas sobre a sua atividade sexual, a fim de compreender melhor alguns dos problemas da vida. As informações que me fornecer serão estritamente confidenciais e não serão divulgadas a ninguém. Se eu fizer uma pergunta à qual não quer responder, basta dizer-me e eu passarei à pergunta seguinte. Se precisar de esclarecer alguma questão, diga-me. (Verificar a presença de outras pessoas. Antes de continuar, certifique-se de que está em privado com a pessoa que está a ser entrevistada) coito vaginal, coito anal; coito oral

1. COM QUE IDADE TEVE RELAÇÕES SEXUAIS PELA PRIMEIRA VEZ? Se a resposta for 00 ð parar o questionário	Nunca tive relações sexuais ... 00 em anosanos...1 não sei8
2. NA PRIMEIRA VEZ QUE TEVE RELAÇÕES SEXUAIS, FOI USADO UM PRESERVATIVO?	Sim1 Não2 Não me lembro8
3. NOS ÚLTIMOS 12 MESES, TEVE RELAÇÕES SEXUAIS? Se a resposta for 2 ð Q17	Sim 1 N.º 2
4. QUANDO FOI A ÚLTIMA VEZ QUE TEVE RELAÇÕES SEXUAIS?	.... dias atrás1 .... semanas atrás2 .... meses atrás.3
5. QUAL ERA A SUA RELAÇÃO COM A PESSOA COM QUEM TEVE AS ÚLTIMAS RELAÇÕES SEXUAIS? Insistir para que a resposta se refira ao tipo de relação existente no momento da relação sexual Se for "namorado", perguntar: VIVEM JUNTOS COMO SE FOSSEM CASADOS? Em caso afirmativo, assinalar com um círculo o ponto "2". Se "não", assinalar com um círculo o número "3".	Cônjuge1 Coabitação em parceria 2 Namorado3 parceiroocasional 4 cliente... 5 Outros (especificar)6
6. A ÚLTIMA VEZ QUE TEVE RELAÇÕES SEXUAIS, FOI USADO UM PRESERVATIVO?	Sim1
FOI UTILIZADO?	Não2
7. SE NÃO, PORQUE NÃO	Confiar no seu parceiro
	Não é necessário utilizar
	Nunca utilizei
	Crenças religiosas
	Não gosta de preservativos
	Prazer reduzido
	Não tinha um preservativo no quarto
	Recusa de parceiro
	Preservativos não disponíveis na loja
	Preservativos demasiado caros
	Utilizámos um outro contracetivo
	Não pensei nisso

	Para engravidar
	Sem resposta
8. QUE IDADE TEM ESTA PESSOA? Se DK, insistir : QUE IDADE TEM ESTA PESSOA?	Idade do parceiro sexual DK 98
9. NOS ÚLTIMOS 12 MESES, TIVESSE INTERCURSO SEXUAL COM OUTRA PESSOA? Se a resposta for 2 ð Q 14	Sim 1 N.º 2
10. DURANTE AS RELAÇÕES SEXUAIS COM ESTA OUTRA PESSOA FOI USADO UM PRESERVATIVO?	Sim 1 N.º 2
11. QUAL É A SUA RELAÇÃO COM ESTA PESSOA? Insistir para que a resposta se refira ao tipo de relação existente no momento da relação sexual Se for "namorado", perguntar: VIVEM JUNTOS COMO SE FOSSEM CASADOS? Em caso afirmativo, assinalar com um círculo o ponto "2". Se "não", assinalar com um círculo o número "3".	Cônjuge1 Parceirohabitante2 Namorado3 parceiroocasional4 cliente.........5 Outros (especificar) 6
12. QUE IDADE TEM ESTA PESSOA?	Idade do parceiro sexual
Se não sabe, insista : APROXIMADAMENTE QUE IDADE TEM ESTA PESSOA?	DK 98
13. PARA ALÉM DESTAS DUAS PESSOAS, TEVE	Sim 1
DE RELATÓRIOS SEXO COM UM OUTROS	N.º 2
ALGUÉM NOS ÚLTIMOS 12 MESES?	
Se a resposta for 2 => Q15	
14. FOI UTILIZADO UM PRESERVATIVO?	Sim 1 N.º 2
15. NÚMERO DE ENCONTROS SEXUAIS (População em geral)	/SEMANA/ MÊS
16.QUANTOS PARCEIROS SEXUAIS PODERIA TER POR DIA? (Reservado a populações-chave)	Número de parceiros MÁXIMO : MÍNIMO :
17. CITAR CINCO (05) MARCAS DE PRESERVATIVOS QUE VOCÊ	1 :
CONHECE-O?	2 :
	3 :
	4 :
	5 :
18. CITAR TRÊS (03) MARCAS DE PRESERVATIVOS QUE	1 :
UTILIZA-O REGULARMENTE?	2 :
	3 :

19. EM CASO DE NECESSIDADE, CONSEGUE OBTER PRESERVATIVOS DURANTE A NOITE?			SIM	NÃO
20. SE SIM, ONDE ESTÃO OS PRESERVATIVOS?	TU	OBTER ESTES	Loja	
			Consultório particular	
			Supermercado	
			Supermercado	
			Avental	
			Hotel	
			Máquinas de venda automática	
			Outra especificação	
21. COMO AVALIAR-TE PRESERVATIVO ? (durante o dia)	ACESSO	AUX	Muito fácil	
			Bastante fácil	
			Neutro	
			Não é muito difícil	
			Muito difícil	
22. COMO O AVALIA PRESERVATIVO ? (durante a noite)	ACESSO	AUX	Muito fácil	
			Bastante fácil	
			Neutro	
			Não é muito difícil	
			Muito difícil	
23. JÁ OUVIU FALAR DO PRESERVATIVO FEMININO? SE 2=> Q 21			Sim1 Não2	
24. ESTÁ FAMILIARIZADO COM O PRESERVATIVO FEMININO? o participante deve ser capaz de descrever o preservativo feminino			Sim1 Não2	
25. GOSTARIA DE USAR UM PRESERVATIVO FEMININO?			Sim1 N.º 2	
26. QUE OUTROS TIPOS DE PRESERVATIVOS JÁ OUVISTE FALAR?			SQUAREFROM LATEX...1 DOIGTIER....2 OUTROS (especificar) 3	
27. JÁ OUVIU FALAR DE GÉIS LUBRIFICANTES À BASE DE ÁGUA? IF 2=> fim do questionário			Sim 1 Não2	
28. CONHECE OS GÉIS LUBRIFICANTES À BASE DE ÁGUA? o participante deve ser capaz de descrever a apresentação (saqueta ou dose / tubo)			Sim1 Não2	
29. GOSTARIA DE UTILIZAR GÉIS LUBRIFICANTES À BASE DE ÁGUA?			Sim1 Não2	
30. CONHECE ALGUM SÍTIO ONDE SE POSSA COMPRAR GÉIS LUBRIFICANTES?			Sim1 Não2	
31. COMO AVALIA O ACESSO AOS GÉIS?			Muito fácil	

LUBRIFICANTES (durante o dia) ?	Bastante fácil
	Neutro
	Não é muito difícil
	Muito difícil
32. COMO AVALIA O ACESSO AOS GÉIS? LUBRIFICANTES (durante a noite)	Muito fácil
	Bastante fácil
	Neutro
	Não é muito difícil
	Muito difícil

C. REPARTIÇÃO DAS MARCAS DE PRESERVATIVOS POR PONTO DE VENDA

	não logótipo	cúmplice	dominó	inotex	cuidado	manix	beijo	parceiro	kamax	gtm	francês sentimento	kamassoutra	suave	protetor	preservativos	heróisonoro	livex	hoje
Lojas	15	36			49		11			2			1	4	5	1	2	
Aventais	7	10			6		6							1	1	1		
Hotéis Pass	10	2			6			1	1	1								
Quiosques de café		1																
tabacaria		1			1													
Distribuidores automático		1			1													
Consultórios privados		3	6	2	4	4	6		2	2		3	3					
Supermercado	1				1		1									1		1
Maquis		1			1		1											
Bistrô	1				1													

A. FICHA DE RECOLHA DE DADOS

			GRELHA DE RECOLHA DE DADOS SOBRE PRESERVATIVOS2021									
			LOCALIDADE:									
			QUANTIDADE	janeiro	fevereiro	março	abril	maio	junho	S1 total	taxa de satisfação	taxa de distribuição
	Distrito Sanitário	Preservativos	Encomendado	0	0	0	0	0	0	0	#DIV/0!	
			Recebido	0	0	0	0	0	0	0		
			Distribuído	0	0	0	0	0	0	0		#DIV/0!
			SDU	0	0	0	0	0	0	0		
		Géis lubrificantes	Encomendado	0	0	0	0	0	0	0	#DIV/0!	
			Recebido	0	0	0	0	0	0	0		
			Distribuído	0	0	0	0	0	0	0		#DIV/0!
			SDU	0	0	0	0	0	0	0		
NOME do grossista ou 1/2 grossista:		Preservativos	Encomendado							0	#DIV/0!	
			Recebido							0		
			Distribuído							0		#DIV/0!
			SDU							0		
		Géis lubrificantes	Encomendado							0	#DIV/0!	
			Recebido							0		
			Distribuído							0		#DIV/0!
			SDU							0		
		Preservativos	Encomendado							0	#DIV/0!	
			Recebido							0		
			Distribuído							0		#DIV/0!
			SDU							0		
		Preservativos	Encomendado							0	#DIV/0!	
			Recebido							0		
			Distribuído							0		#DIV/0!
			SDU							0		

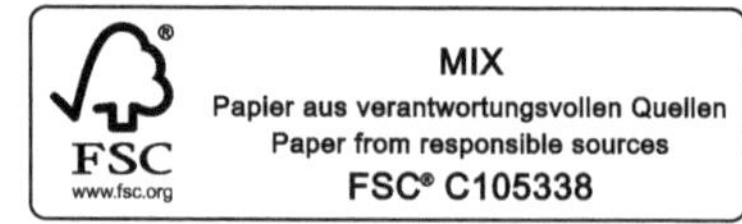

Printed by Books on Demand GmbH, Norderstedt / Germany